I0059640

HYDROLOGIE MÉDICALE

NOTICE
SUR L'EAU MINÉRALE NITRÉE
DU

PRIEURÉ D'HEUDREVILLE
(EURE)

APPROUVÉE PAR L'ACADÉMIE DE MÉDECINE

Par le Dr Félix BREMOND

SUIVIE

D'UNE ÉTUDE SUR HEUDREVILLE
ET SA SOURCE MINÉRALE

Par J. CLOÜET

Pharmacien de première classe, professeur de pharmacie et de toxicologie
à l'École de médecine et de pharmacie de Rouen

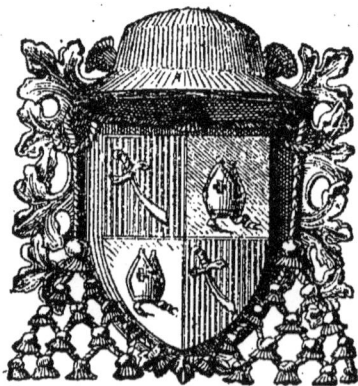

PARIS
V. ADRIEN DELAHAYE & Cie, ÉDITEURS
PLACE DE L'ÉCOLE-DE-MÉDECINE

Te 163
900 bis

Pour visiter le Prieuré d'Heudreville et pour tous renseignements, s'adresser à MM. Montreuil frères et Cie, boulevard Saint-Vincent-de-Paul, 44, à Clichy-la-Garenne (près Paris).

ERRATA

Page 9, ligne 10, au lieu de : *Muzi*; lisez : *Muzy*.

Page 9, ligne 13, au lieu de : *Saint-Germain-sur-Oise*; lisez : *Saint-Germain-sur-Avre*.

Page 12, lignes 20 et 21, au lieu de : *dans les rivières de l'Avre et de l'Estrée*; lisez : *dans la rivière d'Avre*.

Page 55, ligne 17, au lieu de : *au pont de Motel*; lisez : *au pont de Motelle*.

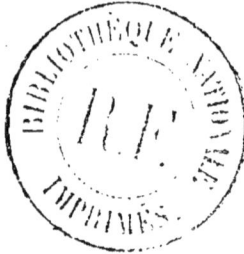

7537.

NOTICE

SUR L'EAU MINÉRALE NITRÉE

DU

PRIEURÉ D'HEUDREVILLE

PUBLICATIONS DU MÊME AUTEUR

Préservatifs du choléra. Marseille, 1865.
Essai sur les hallucinations. Montpellier, 1867.
Considérations sur la blennorrhagie. Marseille, 1868.
L'acide salicylique à l'Académie. Paris, 1877.
Revue de littérature médicale. Paris, 1876-77-78.
Causeries du docteur. Journal l'*Événement.* 1876-77.

Sous presse :

Rabelais médecin. Notes et commentaires scientifiques.

Paris. — Imp. E. Capiomont et V. Renault, rue des Poitevins, 6.

HYDROLOGIE MÉDICALE

NOTICE

SUR

L'EAU MINÉRALE NITRÉE

DU

PRIEURÉ D'HEUDREVILLE

APPROUVÉE PAR L'ACADÉMIE DE MÉDECINE

PAR

Le Dr Félix BREMOND

SUIVIE

D'UNE ÉTUDE SUR HEUDREVILLE
ET SA SOURCE MINÉRALE

Par J. CLOÜET

Pharmacien de première classe
Professeur de pharmacie et de toxicologie à l'École de médecine
et de pharmacie de Rouen

Prix : 1 fr. 25

PARIS
V. ADRIEN DELAHAYE ET Cⁱᵉ, ÉDITEURS
PLACE DE L'ÉCOLE-DE-MÉDECINE

1878

NOTICE

SUR L'EAU MINÉRALE NITRÉE

DU

PRIEURÉ D'HEUDREVILLE

I

« Nulle contrée, dit le professeur Gubler, ne surpasse la richesse de la France en *eaux médicales naturelles ;* c'est par milliers qu'il faut les compter, et l'on pourrait dire sans hyperbole que ce sont parfois des fleuves d'eaux salutaires qui s'échappent des entrailles de nos montagnes et de nos anciens volcans. »

Dans le même livre où il écrit les lignes qui précèdent [1], le professeur Gubler ajoute :

« Si les eaux minérales prises dans leur ensemble sont souvent mal connues, on peut dire que les eaux françaises sont généralement méconnues par nos compatriotes aussi bien que par les étrangers. »

Cette assertion d'un membre de la société d'hydrologie, doublé d'un académicien, est malheureusement évidente. Si sa véracité avait besoin d'une démonstration il ne faudrait pas aller bien loin pour la trouver. Il suffirait de jeter les

---

[1]. Paul Labarthe, *les Eaux minérales et les bains de mer de la France*, avec une introduction par M. A. Gubler. Paris, Reinwal, édit., 1873.

yeux sur la *table des eaux minérales par départements*, qui termine l'ouvrage dont M. Gubler a écrit la préface, pour voir que les médecins les plus instruits, les spécialistes les plus estimés participent eux aussi, dans une certaine mesure, à l'ignorance de nos richesses minérales nationales. Le docteur Paul Labarthe, en effet, ne fait point figurer le département de l'Eure parmi ceux qui renferment des sources dont la thérapeutique utilise les eaux ; MM. Durand-Fardel, le Bret, Lefort, Rotureau et autres auteurs estimés font la même omission. Tout le monde sait pourtant, non-seulement dans les arrondissements d'Évreux, des Andelys, de Bernay, de Louviers, de Pont-Audemer, mais encore dans les départements limitrophes d'Eure-et-Loir, de l'Orne, du Calvados, de Seine-et-Oise, de l'Oise et de la Seine-Inférieure, qu'il a existé de temps immémorial, à quelques kilomètres de Nonancourt, sur le territoire d'une commune, appelée aujourd'hui *Mesnil-sur-l'Estrée*, portant autrefois le nom de la *Magdeleine-sur-Heudreville*, une eau salutaire qui fut longtemps la propriété de moines établis dans le diocèse d'Évreux.

Cette eau a été examinée par l'Académie de médecine. Un rapport favorable du 15 juin 1867 l'a déclarée propre à être mise à profit dans la thérapeutique ; le 6 octobre de la même année une autorisation ministérielle en règle a suivi cette consécration officielle ; depuis cette époque l'eau du prieuré d'Heudreville continue à produire dans l'ombre les effets inhérents à ses propriétés diurétiques et laxatives. C'est au grand soleil que ces effets doivent apparaître ; tous les médecins doivent connaître la valeur curative d'une boisson naturelle, agréable, qui peut leur rendre des services en maintes circonstances ; — c'est pour cela que nous écrivons cette notice.

II

Le prieuré d'Heudreville, où se trouve la source dont nous nous occupons, date de plusieurs centaines d'années. Son origine remonte vers le milieu du douzième siècle.

En l'année 1113, un homme de bien que l'Église a canonisé, saint Bernard, vint de Ponthieu à Nogent-le-Rotrou ; une famille pieuse lui fit don d'un petit bois appelé Tiron, ou Tyron [1], pour y bâtir un monastère qui fut en peu de temps rempli d'un grand nombre de religieux. « Saint Bernard y recevoit, dit Helyot [2], tous ceux qui avoient un véritable désir de se convertir, et il voulait qu'on y exerçât toutes sortes d'arts, tant pour en bannir l'oisiveté (mère ordinaire de tous les vices) que pour lui procurer les choses nécessaires à la vie, qui n'y étaient pas en abondance dans les commencements. C'est pourquoi il y avoit des peintres, des sculpteurs, des menuisiers, des serruriers, des maçons, des vignerons et des laboureurs, qui obéissoient au commandement d'un ancien, et tout leur profit se mettoit en commun pour l'entretien des religieux. Ce qui étant joint à tous les exercices de piété et de mortification, qui sont l'âme et le fondement de la vie religieuse, le saint fondateur fut regardé comme le restaurateur de l'ordre de saint Benoît, dont il faisoit revivre le premier esprit ; de sorte que sa congrégation (qui conserva le nom du premier monastère qu'elle posséda) fut regardée comme une excellente réforme de cet

---

1. Ce mot est orthographié TYRRON dans une copie d'Aveu de 1784, faite par Jean-François Cleray Du Mesnil à messire Jean-François Abdias Devillevielle, prieur « titullaire et commandataire du noble prieuré de Saint-Martin-d'Heudreville. »

2. *Hist. des ordres monastiques.*

ordre par la régularité de ses observances. Dieu y donna une si grande bénédiction, qu'elle eut environ soixante-cinq maisons de sa dépendance, tant abbayes que prieurés, et environ trente églises paroissiales. »

Le prieuré d'Heudreville était une des dépendances de la congrégation de Tiron, laquelle fut agrégée en 1629 à la congrégation de Saint-Maur.

Il est parlé du prieuré dans une charte de Rotrou de 1260, dans une charte de vente de 1310 et aussi dans une bulle de la même époque ayant trait à un bénéfice conféré à l'ordre de Tiron.

En 1221, dit Auguste Le Prevost[1], Aubin Potin avait donné aux moines de l'Estrée huit livres tournois de rente à prendre sur Guillaume, dit le Chevalier « de Puteis, » et sur ses ténements et revenus de Pinçon, d'Heudreville et « de Altaribus in Dourgesin. » (Cart. de l'Estrée n° 55).

Le registre des visites pastorales d'Eudes Rigaud, nous apprend qu'en 1250 le prieuré d'Heudreville était occupé par quatre moines dépendant de l'abbaye de Tiron. Les revenus du prieuré étaient de 190 livres, et les dettes s'élevaient à 300.

En 1258, trois moines. Ils suivaient fort peu les règles de l'ordre de Tiron. Le revenu était de 300 livres, les dettes de 400 livres.

En 1269, trois moines. La vie des moines n'était nullement exemplaire.

En 1310, Gilles Marchant et Jean Le Monnier, « de la paroisse de la Magdalene de Heudreville, si comme eux disent, » vendirent à saint Taurin tout ce qui pouvait leur

---

1. *Mémoires et notes* de M. Auguste Le Prevost, t. II.

appartenir ou écheoir en la paroisse de Saint-Jehan Jouste Mourcene. »

Un acte de 1501 semble constater que, sur le territoire actuel du Mesnil-sur-l'Estrée, on distinguait trois titres religieux : l'abbaye de l'Estrée, la cure du Mesnil et le prieuré d'Heudreville.

Cet acte concerne les dîmes des grandes et des petites Gastines et la dîme du Pont-Franchet ; mais il paraît bien certain que l'abbaye de l'Estrée était sur le territoire contigu de la paroisse de Muzi.

Le fief d'Heudreville appartenait au prieuré de Saint-Martin d'Heudreville ; il s'étendait sur les paroisses du Mesnil-sur-l'Estrée et de Saint-Germain-sur-Oise.

Le patronage de l'église de la Madeleine d'Heudreville appartenait au seigneur du Mesnil-sur-l'Estrée. Jean de Pilliers était seigneur avant 1415. Robert Button écuyer anglais, tint ce fief pendant l'occupation anglaise. Georges de Pilliers était seigneur en 1469. Ce fief passa successivement aux familles de Mahiel du Coustumel et de Nourry.

De 1629, époque à laquelle le prieuré de Saint-Martin-d'Heudreville fut agrégé à la congrégation de Saint-Maur, à 1789, les renseignements manquent. Nous savons pourtant qu'en 1674 le prieur, non-résidant, était Louis-Anne Aubert de Villeserin, évêque et seigneur de Senez en Provence, conseiller du roi en ses conseils.

Un acte notarié du 30 décembre 1770 nous apprend que le nouveau prieur, Henry-François de Montclair, brigadier des armées du roy, chevalier non-profès de l'ordre de Jérusalem, demeurant à Paris, rue du Cherche-Midy, donne le prieuré à bail à Jacques Saussey, laboureur. Dans ce bail il est dit que le prieur a droit de dîmes sur la paroisse d'Heudreville (Mesnil-sur-l'Estrée), de Saint-Germain, etc. Une rente de quarante-cinq livres lui est due par le curé de Louvilliers. De son côté « ledict seigneur doit la somme de cinquante livres par chacun an, pour l'acquit de deux messes basses par chaque semaine que doit ledit seigneur prieur, plus celle de dix livres aussi chaque année à monseigneur l'évêque d'Évreux pour rachapt de son droit de visite dans ladite chapelle. »

Une pièce manuscrite de 1786 appelle le prieur du prieuré de Saint-Martin d'Heudreville « messire Jean–François Abdias Devillevielle, prestre docteur de Sorbonne, seigneur temporel dudit noble prieuré, du fief de Saint-Germain-sur-Avre, du fief de Beaulieu, etc. »

Un érudit modeste, M. Jolibois, instituteur faisant fonctions de secrétaire de la mairie du Mesnil, avait donc raison de nous dire que les moines avaient cessé de résider à Heudreville bien avant la Révolution. Dans le registre de l'état civil, en effet, à la date du 3 septembre 1786, il est dit qu'on vient de porter en terre un prêtre du Mesnil « ladite inhumation étant faite par F.-J. Daniel Dutrezet, directeur de l'abbaye de l'Estrée et en présence de plusieurs prêtres des communes voisines. » Or, il est certain que s'il y avait eu des moines au prieuré d'Heudreville à ce moment, un d'entre eux, au moins, aurait assisté à la cérémonie funèbre et aurait signé l'acte de décès.

Jacques Saussey, fermier du chevalier de Montclair, eut des successeurs qui perçurent la dîme due au prieuré tant que cet impôt inique exista. En 1712, le 31 mai, il est fait mention sur le registre de la paroisse du Mesnil [1], à propos

---

1. Voici les noms divers que porta la commune appelée aujourd'hui Mesnil-sur-l'Estrée :

Le Mesnil (ou Menil) ;

Magedeine (ou Madeleine) *du Mesnil ;*

d'un mariage, d'un Jacques Pothey qualifié de *receveur
d'Heudreville;* le 16 septembre 1721 le même registre contient l'acte de mariage de dame Marguerite Potey, veuve de
Jacques Fenan *ci-devant receveur du prieuré d'Heudreville;*
le 20 octobre 1742 le titre de receveur du prieuré se montre
encore une fois, il est accolé au nom de Julien Lepouzé par-
rain d'un enfant.

Pendant cette longue période de moines, d'abbés, de
prieurs et de receveurs de dîmes, la valeur thérapeutique de
l'eau du prieuré ne fut pas exactement appréciée; elle ne
pouvait pas l'être. On constatait, il est vrai, que l'eau d'Heudreville produisait des résultats surprenants, dans bien des
maladies, — et notamment dans les affections de l'appareil
urinaire, — mais ces effets, naturels, d'un liquide élaboré
au sein de la nature, on les croyait aidés, sinon produits
par un pouvoir surnaturel. Le puits paraissait n'agir qu'à
l'ombre du clocher :

En réalité, l'eau bénite nuisait à l'eau minérale.

Aujourd'hui ces origines ne signifient plus rien.

La chimie prend un liquide, elle le décompose, elle montre
dans ses éléments constitutifs des principes propres à agir
sur l'organisme, c'en est assez pour que la médecine les
déclare siens. Qu'elle vienne d'un ruisseau sacré ou d'une

Magdelcine-sur-Heudreville (1728) ;
Mesnil d'Heudreville ;
Heudreville (1791) ;
Mesnil-sur-l'Estrée (depuis 1793).

Parmi ces divers noms, celui qui est resté au prieuré est digne de remarque.
Heudreville, dont il est facile de voir l'origine étymologique ὕδωρ, signifie à
proprement parler « la cité de l'eau ». De telles façons de dire ne naissent
jamais au hasard : Héliopolis ne se serait jamais appelée ainsi si elle n'avait
pas été la ville de ἥλιος (le soleil) ; le territoire sur lequel naît la source du
prieuré n'aurait pas reçu le nom de « Heudreville » si ceux qui l'ont baptisé
n'avaient pas voulu montrer dans ses flots une eau douée de propriétés supé-
rieures, « l'eau par excellence. »

source profane, l'eau qu'on présente à nos académies est soumise aux mêmes réactifs. S'ils décèlent en elle la présence d'agents curatifs, les gardiens de la santé publique inscrivent son nom sur le livre d'or de la thérapeutique, sans se préoccuper de son origine. Les croyances de chacun sont respectées, mais la science reste laïque, c'est-à-dire positive. A propos de l'eau d'Heudreville elle dit : pensez, ô gens pieux, que les vertus de saint Bernard ne sont pas étrangères aux guérisons obtenues au moyen de l'eau du prieuré, c'est votre droit ; mais sachez que la chimie nous fait toucher du doigt les sels qui donnent au breuvage son action curative. Croire est bien, voir est mieux.

La science a vu, la religion peut croire.

Que ne peut-on ainsi mettre toujours d'accord la raison avec la foi, la tradition avec l'expérience.

III

Dans le canton de Nonancourt, à 35 kilomètres nord-est d'Évreux, sur le territoire de la commune de Mesnil-sur-l'Estrée, non loin du vaste établissement de papeterie et d'imprimerie fondé par Firmin Didot, une riante colline s'élève qui semble baigner ses pieds dans les rivières de l'Avre et de l'Estrée. Au point culminant de la petite montagne, un vieux bâtiment se dresse, dont l'architecture originale tranche sur celle des constructions modernes de la vallée ; une chapelle assez bien conservée, un portique à cintre hardi, un corps de logis fait de cellules et de vastes salles, des voûtes taillées dans le silex, une terrasse soutenue par des murs, comme on n'en bâtit plus depuis des siècles, tout cela constitue les restes du vieux prieuré d'Heudreville.

Dans ces bâtiments, autrefois consacrés à la religion, la thérapeutique rationnelle a élu domicile. A l'endroit où les moines psalmodiaient du latin, ·des milliers de bouteilles s'alignent, remplies d'un liquide naturel bienfaisant ; l'appartement de l'abbé est devenu le bureau d'expédition, la salle du tribunal est transformée en atelier pour les emballeurs, le tintement de la cloche sonnant matines a été remplacé par le roulement du camion emportant les caisses d'eau nitrée au chemin de fer. Puisement, mise en bouteilles, bouchage, étiquetage, emballage, occupent tous les habitants du prieuré : nous allons dire quelques mots de ces diverses opérations ; mais, avant, il convient de décrire la source.

IV

La source du prieuré d'Heudreville se fait jour au fond d'un puits de 37^m,87 de profondeur, dans lequel la colonne d'eau occupait le 1er avril 1866, une hauteur de 2^m,25, d'après le rapport des ingénieurs des mines, en date des 26 et 27 avril 1866, mentionné dans l'arrêté ministériel du 5 octobre 1867 autorisant l'exploitation de la source pour l'usage médical.

Les parois du puits, dures, résistantes, et d'un aspect noirâtre, ne présentent pas la moindre trace de maçonnerie. Taillées à petits coups dans les couches alternatives qui composent ce terrain, elles font voir les cassures conchoïdales, les aspérités tranchantes et les saillies mamelonées que le pic produit au centre des couches de rognons siliceux agglomérés dans les terrains supercrétacés. L'acide carbonique de l'air qui, depuis des siècles, impreigne les parois du puits, a donné à ces murs circulaires une solidité qui défie toute crainte d'effondrement.

Le niveau de l'eau, depuis de longues années, s'est constamment maintenu, en hiver, à $2^m,25$; il s'est élevé progressivement, *en été*, jusqu'à $3^m,75$ et cela pendant les plus grandes chaleurs, alors que les puits des alentours se trouvaient entièrement taris, circonstance assez fréquente dans le pays.

En 1793, le prieuré d'Heudreville ayant été transformé en une immense ferme par M. Horeau, ancien maître des postes à Dreux, quatre journaliers, spécialement occupés à puiser de l'eau pour abreuver quarante chevaux, vingt vaches et six cents bêtes à laine (sans compter les ouvriers de l'exploitation) ne firent pas baisser la colonne liquide. Ils tiraient du puits de quinze à dix-huit cents litres par jour et toujours l'eau se maintenait aux niveaux indiqués ci-dessus : $2^m,25$ en hiver, $3^m,75$ en été.

Des vieillards du Mesnil-sur-l'Estrée racontaient, il y a dix ans, à M. Sarda-Gariga, ancien gouverneur de Bourbon, qui a longtemps habité le prieuré, que plusieurs fois on avait essayé de mettre le puits à sec, sans jamais réussir, sans même parvenir à abaisser le niveau d'une manière sensible, quels que fûssent les moyens et le nombre d'hommes employés à cet effet.

Le procédé de puisement de l'eau minérale nitrée du prieuré d'Heudreville est simple ; il offre pourtant toutes les garanties qu'on est en droit d'exiger quand il s'agit de recueillir dans des vases, devant être transportés au loin, des liquides destinés à l'usage thérapeutique. Voici comment le mode adopté est décrit dans une lettre adressée à M. le Préfet de l'Eure, en réponse à une dépêche de S. E. le Ministre des travaux publics, portant la date du 22 août 1868 :

« La première question qui s'est offerte a été de choisir le mode de puisement des eaux. La science des mécanismes nous offrait

des pompes et toute la variété des engins élévatoires. Mais, avant
de rechercher l'élégance ou la nouveauté des organes, nous avons
dû nous pénétrer des conditions locales et de leurs exigences. Par
l'emploi de longues conduites de pompes, l'extrême profondeur du
puits donnait fort à craindre de fréquemment compter avec des
réparations difficiles ; bien plus, la composition chimique de l'eau
devait faire éviter pour elle tout contact métallique : nous nous
sommes décidés, en conséquence, pour le mode de *puisement* direct,
comme devant offrir, pour le malade, une entière sécurité, et,
pour l'exploitation, une régularité absolue...

« Un treuil gigantesque est établi au-dessus du puits. Il sert à
mouvoir des paniers de vingt-cinq bouteilles...

« Le treuil est à engrenages combinés d'une façon telle qu'un
seul homme appliqué à la manivelle motrice suffit à la manœuvre ;
des relais assurent une riche production journalière. En outre,
l'axe de la manivelle motrice porte un jeu de pignons qui, selon
que l'un ou l'autre engrène, permet d'accroître la vitesse d'ascension des paniers en raison du nombre d'hommes mis à la manivelle[1].

« Dans le panier, chaque bouteille trouve son compartiment. Un
couvercle à claire-voie vient embrasser les vingt-cinq goulots et
complète la stabilité du système. Mais il fallait faire en sorte que
la corde qui vient s'enrouler le long de l'arbre du treuil demeurât
dans l'axe du puits jusqu'à ce que le panier eût dépassé la margelle. Ce résultat est obtenu à l'aide d'une disposition bien simple
qui consiste à élever suffisamment l'arbre du treuil de manière à
pouvoir guider la corde par des poulies. Deux poulies à gorge em-
brassent la corde ; leurs chapes sont suspendues au moyen d'arti-
culations, de telle sorte que le rouet de chacune puisse constamment se placer dans le plan que détermine l'axe fixe du puits et
le brin de la corde qui va s'enrouler. L'une des poulies sert de
guide pendant la première moitié de l'ascension, l'autre durant la
seconde.

« Une fois le panier élevé quelque peu au-dessus de la margelle
on le dépose sur un chariot qui roule sur une voie ferrée et qu'on
amène à cet effet au-dessus du puits. Ce chariot se rend ensuite
dans l'atelier de bouchage et d'étiquetage.

« Le léger décantage qui doit laisser dans la bouteille, au-dessus
du liquide, la place voulue pour le bouchage, est réalisé à l'aide

---

1. Les demandes d'eau nitrée se multipliant, il sera installé un manége ou
une machine à vapeur pour mettre le treuil en mouvement.

d'un artifice que nous croyons très recommandable, en ce qu'il est combiné pour ne rien perdre des richesses salines que l'eau apporte du fond du puits. Il consiste à larguer d'un côté les élingues en patte d'oie qui rattachent le panier à la corde du treuil, de manière à faire prendre à celui-ci, dans le puits, une inclinaison calculée une fois pour toutes et telle que les bouteilles ne s'emplissent que de la quantité voulue ; si bien qu'une fois le panier déposé sur la plate-forme horizontale du chariot, les bouteilles se trouvent laisser tout naturellement la place nécessaire au bouchage. »

Après avoir été bouchées à la machine et étiquetées, les bouteilles sont portées dans une salle dite « d'encaissage, » où l'on procède à la confection des colis.

On remarquera que dans le procédé de puisement que nous venons de décrire, les bouteilles se remplissent dans le puits et qu'elles sont tenues constamment à l'abri du contact de l'air. Cela permet la conservation à peu près indéfinie du liquide qu'elles contiennent. Quand on sait que bon nombre d'eaux minérales estimées se troublent, se décomposent, moisissent même après quelques mois de bouteille, on appréciera l'avantage de l'eau du prieuré d'Heudreville qui, tirée du flacon *trois ans après avoir été puisée*, n'a rien perdu de sa limpidité, de son bon goût, ni de sa fraîcheur.

V

Entrant en plein au cœur de notre sujet, nous allons parler des maladies que l'on guérit et de celles que l'on prévient avec l'eau minérale du Prieuré d'Heudreville. Mais, pour suivre un ordre logique, nous ne dirons l'action curative de cette eau et son action préventive, qu'après avoir examiné les divers éléments qui entrent dans sa composition, éléments desquels découlent les propriétés physiques, chimiques, physiologiques et médicales du liquide que nous étudions.

L'eau du prieuré d'Heudreville est claire, limpide, d'un goût agréable, sans saveur prononcée. Sa température est inférieure à la température moyenne de l'eau ordinaire ; elle est au sortir du puits de 12°,5 ; sa pesanteur spécifique est de 1°,0091. Par son aspect au moment du puisement et après sa mise en bouteille, comme par ses autres caractères physiques, l'eau du prieuré d'Heudreville ne diffère pour ainsi dire pas de l'eau potable ordinaire ; les gens les plus délicats, les femmes et les enfants ne font pas la moindre difficulté pour la boire, pure ou mélangée avec le vin qu'elle ne trouble nullement. Quand on la prend aux repas, elle constitue un breuvage frais dont l'agrément ne le cède en rien à celui des eaux de table les plus renommées.

Un rapport[1] fait au nom de la commission des eaux minérales (M. Goblet, rapporteur) constate que l'eau du prieuré d'Heudreville précipite par l'oxalate d'ammoniaque et l'azotate d'argent ; qu'elle se trouble par l'addition de sels acides de baryte, que, par l'évaporation, elle laisse un résidu très blanc dans lequel on constate une forte proportion d'azotates.

Une première analyse, faite à l'école de Médecine de Paris, indiquait un résidu de 0^{gr},996, contenant 0^{gr},640 de potasse et de soude.

L'analyse officielle faite au laboratoire de l'Académie, par M. Bouis, a produit les résultats suivants :

EAU DU PRIEURÉ D'HEUDREVILLE, 1 LITRE.

Azotates alcalins.....................	0^{gr}.303
Carbonate de chaux...................	0 320
Chlorure de sodium...................	0 139
Carbonate de magnésie...............	0 096
Sulfate de soude.....................	0 030
Résidu insoluble et perte.............	0 016
	0 gr. 904

1. Bulletin de l'Académie de médecine, t. XXXII, n° 17, page 721.

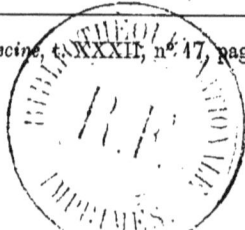

La lecture seule de ces chiffres suffit pour affirmer les propriétés essentiellement diurétiques de l'eau du prieuré d'Heudreville, — propriétés reconnues par MM. les Académiciens, membres de la commission des eaux minérales ; — mais un examen plus attentif va faire voir que les affections des reins, les maladies de la vessie et celles des voies urinaires ne sont pas seules guéries ou améliorées par l'usage méthodique de cette eau minérale.

VI

Les médecins de tous les temps ont reconnu les services rendus à la thérapeutique par les azotates, qu'on appelait autrefois et qu'on appelle encore « nitrate » ou « sel de nitre. »

Théophraste, Dioscoride, Galien, Pline, Mesué, Malthiole et tous les savants qui ont écrit depuis les origines de la science jusqu'à la fin du seizième siècle, s'accordent à dire que le nitre jouit de propriétés incontestables. Dans l'ouvrage classique de du Pinet[1], qui résumait, en 1572, ce qu'on savait en fait de matière médicale, nous relevons les passages suivants :

« Le nitre attire les humeurs qui sont congelées bien profond dans le corps. . . . .

« Le nitre pris en breuvage avec vin guérit les trenchées du ventre ; enduit avant l'accès, il est fort bon aux fièvres périodiques. . . . .

« Clystérisé avec eau chaude il résout toutes ventositez. . . . .

« Distillé dans les oreilles boucuses il les guérit, aussi les tintemens d'icelles. . . . .

« Il est fort propre à l'hydropisie. »

---

1. Antoine du Pinet, *Commentaires de M. P. André Matthiolus, médecin senois.* Lyon, à l'Escu de Milan.

Les livres de médecine plus récents ne sont pas moins affir-
matifs sur la question de l'action thérapeutique des azotates.
Pour n'en citer que quelques-uns, nous allons ouvrir au hasard
quelques ouvrages qui se trouvent dans toutes les biblio-
thèques des praticiens.

Dans le *Traité de thérapeutique* d'Alibert[1], nous lisons :

« Les substances minérales propres à agir sur les propriétés
vitales des voies urinaires sont assez généralement des matières
salines. Il n'est qu'une seule de ces matières qui paraisse produire
des effets constants, c'est le nitrate de potasse. . . . .

« En général on a cru observer qu'après l'usage du nitrate de
potasse le pouls devenait plus lent et moins vif, ce qui a donné
lieu de présumer qu'on pouvait en faire usage toutes les fois qu'il
s'agit de modérer la susceptibilité nerveuse. M. Selig a soutenu, à
Erlangen, sous la présidence de Délius, une thèse ayant pour titre :
De moderando usu nitri in febribus putridis et malignis. Son but est
de prouver que, dans l'épidémie qu'il a observée, il ne faut user
qu'avec une extrême précaution de la méthode rafraîchissante.
Mais est-il prouvé que le nitre n'agisse que par un semblable effet?
J'ai fait naguère un grand nombre d'essais, à l'hôpital Saint-Louis,
sur le mode d'action de cette substance, qui n'agit jamais mieux
sur les voies urinaires que lorsqu'elle est étendue dans beaucoup
de liquide. »

L'eau du prieuré d'Heudreville représente bien la solution
telle que la voulait Alibert.

Martin-Solon écrit[2] d'autre part :

« A petite dose, le nitrate de potasse (sel de nitre) est un puissant diurétique dont la médecine a su tirer parti. A haute dose, il
excite fortement la membrane muqueuse du pharynx et des intes-
tins, et jouit de propriétés purgatives assez énergiques. »

A son tour, Orfila dit[3] :

---

1. *Nouveaux éléments de thérapeutique et de matière médicale.* 2ᵉ édit. Paris,
1808, t. I.
2. *Dictionn. de méd.*, t. XIII.
3. *Dictionn. de Béchet*, t. XVII.

« Le nitrate de potasse a des usages nombreux : en médecine on le regarde, quand il est étendu d'eau, comme un très bon rafraîchissant et diurétique dont on se sert journellement dans la dernière période des inflammations aiguës et intenses des voies urinaires, dans les gonorrhées bénignes, dans les fièvres dites ardentes, dans les intermittentes vernales, dans quelques ictères, dans certaines affections rhumatismales, etc. »

Le nitrate de potasse n'est pas le seul azotate alcalin de l'eau du prieuré d'Heudreville. L'analyse nous a fait voir que cette eau minérale contient encore de l'azotate de soude.

« Azotate de potasse et azotate de soude, dit Bouchardat [1], administrés à faible dose, sont absorbés et sont ensuite éliminés par les urines, et la quantité de cette sécrétion est le plus souvent augmentée... La pariétaire ne doit son action qu'au nitre qu'elle contient...

« Le nitre, administré à haute dose, est un des agents les plus précieux de la médication contro-stimulante : il est surtout utile dans les maladies inflammatoires où les antimoniaux ne sont pas indiqués, comme dans la période inflammatoire des fièvres typhoïdes, de la variole, de la scarlatine, du rhumatisme articulaire, etc. »

L'action physiologique du nitrate de soude est analogue à celle du nitrate de potasse. Hufeland, qui le proclame un des meilleurs anti-fébriles, rapporte qu'il a été donné avec succès à la plupart des malades atteints de fièvres rhumatismales et gastriques d'un caractère inflammatoire.

On n'en finirait pas si l'on voulait passer en revue tout ce qui a été écrit en faveur des nitrates alcalins. Résumons l'opinion générale en disant que, administrés à doses modérées, ils présentent deux propriétés curatives importantes. D'une part, ils agissent sur la circulation en la ralentissant, sur le sang, en diminuant sa plasticité, en le rendant plus diffluent, ce qui les range parmi les médicaments contro-sti-

---

1. *Nouveau formulaire magistral*, 14e édition.

mulants ; d'autre part, en traversant les reins par lesquels ils sont éliminés, ils excitent ces organes quand ils sont paresseux, augmentent leur sécrétion et méritent de figurer à la tête des médicaments diurétiques. Aussi sont-ils indiqués à ce double titre et employés dans les maladies inflammatoires, notamment dans le rhumatisme articulaire aigu, dans la période inflammatoire de la fièvre muqueuse et dans les hydropisies actives.

S'il fallait une sanction pratique à ces conclusions, on la trouverait dans le grand nombre de préparations pharmaceutiques dont les nitrates alcalins forment la base. La tisane antiphlogistique de Stoll, les poudres tempérantes de Chaussier et de Stahl, l'apozème de Swediaur, la potion de Fouquier, le vin nitré de l'Hôtel-Dieu, l'eau diurétique de Fuller, la liqueur antinéphrétique d'Adams, les pilules antilaiteuses de Dumas, etc., etc., ne sont que des compositions officinales dans lesquelles les nitrates alcalins dominent. Il est permis de se rappeler que, dans toutes, le médecin s'est proposé de produire artificiellement un résultat qui se trouve naturellement dans l'eau minérale d'Heudreville.

VII

Poursuivons l'examen des principes minéralisateurs de l'eau du prieuré d'Heudreville.

Après les azotates alcalins, l'analyse nous montre le carbonate de chaux. Ce sel ne nous arrêtera pas longtemps.

Le carbonate de chaux est très répandu dans la nature, où il forme des masses considérables et parfois des terrains entiers. On ne doit donc point s'étonner de le trouver dans un grand nombre d'eaux minérales. Les sources d'Allevard, de Bussang, du Boulou, de La Malou, de Lamotte, etc., en contiennent un peu plus que celle d'Heudreville ; les sources de Greoulx, d'Enghien, de Luxeuil, de Saint-Amand, d'Aix-les-Bains en contiennent un peu moins, mais toutes en renferment. Aucune de ces eaux ne doit ses propriétés thérapeutiques à la présence du carbonate de chaux. L'eau du prieuré ne fait pas exception à la règle. Indépendamment des matériaux calcaires qu'il fournit à l'organisme pour remplacer ceux qui sont chaque jour éliminés par nos diverses sécrétions, peut-être le sel carbonaté agit-il comme absorbant, dans quelques digestions difficiles s'accompagnant d'aigreurs de l'estomac, mais la vérité nous oblige à déclarer que si c'était là le seul effet qu'on pût attendre de l'usage de l'eau minérale du prieuré d'Heudreville, jamais la pensée ne nous serait venue de l'ordonner à nos malades. Or, nous la prescrivons souvent, elle nous donne des résultats satisfaisants. Ce n'est pas au carbonate de chaux que nous les rapportons, mais aux nitrates alcalins, dont nous avons déjà parlé et aux autres principes dont il va être question.

VIII

Chaque litre d'eau minérale du prieuré d'Heudreville renferme 139 milligrammes de chlorure de sodium. Pour quiconque connaît les propriétés de ce sel, sa présence, à cette faible dose, doit être considérée comme une circonstance heureuse. En effet, si le chlorure de sodium irrite les muqueuses lorsqu'il est pris en trop grande quantité, il constitue par contre un excellent apéritif et un digestif de premier ordre quand on le prend en proportions modérées. M. Charles Lasègue l'a vu réussir dans la gastralgie simple, les spasmes épigastriques, l'anorexie et la dyspepsie ancienne ; le docteur Plouviers, de Lille, a constaté sur ses clients et sur lui-même, que son usage fortifiait rapidement les gens débiles, chétifs et d'un mauvais tempérament ; l'académicien Amédée Latour a proposé contre la phthisie des pilules dont le chlorure de sodium constitue la base principale ; Roussel a formulé une boisson de quinquina chlorurée destinée aux scrofuleux ; Mialhe a préparé un sirop analogue.

Tous les liquides, dit Michel Lévy[1], tous les tissus de l'économie, excepté l'émail dentaire, contiennent du chlorure de sodium. Ce n'est point par ses éléments mêmes qu'il concourt à la formation des organes ; mais, suivant la remarque de Liebig, il est l'intermédiaire de certains actes généraux. Ainsi les recherches de Dumas, Roucher et Coulier ont démontré son influence sur l'artérialisation du sang et sur la conservation des globules qui, après trois jours, sont peu déformés et seulement un peu réduits en diamètre ; il est une condition d'existence des globules et de dissolution de l'albumine, si bien qu'en le supprimant dans l'alimentation humaine, on fait naître les phénomènes de chlorose, langueur, faiblesse, pâleur, œdème.

Haller, qui ne connaissait pas la chimie comme nous, mais qui était un profond observateur, était donc bien inspiré quand il écrivait[2] :

« Videtur omnino aliquid in sale esse quod naturæ animalis conveniat. Nam pene omnes gentes sale utuntur ; et etiam bruta animalia pleraque, certe quæ ruminant, sale delectantur, et ab ejus usu bene habent. »

---

1. *Hygiène publique et privée*, 4ᵉ édit., t. I.
2. *Elementa physiologiæ*, 2ᵉ édit., t VI.

IX

Répandue en assez grande abondance dans toutes les parties qui constituent la croûte solide du globe, on conçoit facilement, dit M. Durand Fardel, que la magnésie fasse partie de presque toutes les eaux minérales. C'est, en effet, ce que les analyses constatent. Il est même probable que si quelques auteurs ne font pas mention des sels magnésiens, cela tient à la petite quantité d'eau minérale sur laquelle ils ont opéré. Tel est le cas des eaux de Neris, dans lesquelles nos devanciers n'ont pu isoler cette base ; et cependant, en faisant évaporer un grand nombre de litres d'eau minérale de cette station, nous avons pu non-seulement la déceler mais encore la doser.

L'eau de Neris, citée ici par Durand Fardel, renferme par litre 5 milligrammes et 1/2 de magnésie ; l'eau du prieuré d'Heudreville en contient 96, c'est-à-dire environ dix-sept fois autant. Dans les deux sources, la magnésie est représentée à l'état de carbonate, maintenu soluble par l'acide carbonique en excès. Dans la première la proportion minime de carbonate magnésien ne peut pas être considérée comme donnant lieu à des propriétés thérapeutiques spéciales ; il n'en est pas de même dans la seconde. Les 96 milligrammes de carbonate de magnésie, qui se trouvent dans chaque bouteille d'eau du prieuré d'Heudreville, donnent à celle-ci des qualités doucement laxatives, que la théorie prévoit et que l'expérience démontre.

Nous pourrions citer de nombreux cas de constipation opiniâtre ayant fait place à l'exercice régulier des fonctions excrémentielles, par le seul usage aux repas de l'eau du

Prieuré ; plus d'une fois nous avons constaté que cette action légèrement purgative était d'un grand secours dans le traitement du pyrosis et de certaines gastralgies.

X

L'action doucement laxative de l'eau du prieuré d'Heudreville, — qui la rend précieuse aux personnes à professions sédentaires, aux habitants des pays chauds, et à quiconque ne va pas régulièrement et facilement au réduit caché que les Italiens nomment « cessi » — n'est pas due tout entière au carbonate de magnésie. Elle est aidée par un autre principe purgatif, le sulfate de soude.

Nous ne prétendons pas dire par là que l'eau du prieuré d'Heudreville doit prendre place parmi les *sulfatées sodiques fortes*, liquides médicamenteux concentrés, peu agréables, dont l'eau de Karlsbad est le type ; nous voulons seulement noter, en passant, la présence dans l'eau que nous étudions, d'un sel purgatif qui, ne se trouvant pas en proportion suffisante pour nuire au bon goût du breuvage, ne sert qu'à lui donner une qualité salutaire de plus.

Ce ne sera pas sortir de notre sujet que de rappeler incidemment que le sulfate de soude administré pendant longtemps ne cause jamais d'irritation gastro-intestinale. On ne pourrait pas en dire autant de nombreux purgatifs dont l'usage prolongé est suivi de divers accidents inflammatoires connus de tous les praticiens. Nous donnons des soins en ce moment à un négociant pour un état congestif de l'encéphale qui nécessite une dérivation légère sur le tube intestinal ; il prend depuis plusieurs mois une bouteille d'eau du prieuré d'Heudreville tous les jours, il avait pris, avant de

nous consulter, diverses préparations purgatives végétales ;
il va librement à la garde-robe sans ressentir à présent les
ardeurs rectales qui étaient autrefois chez lui le résultat de
cathartiques ventés.

XI

Nous en avons fini avec l'examen des principes minéraux
tenus en dissolution dans l'eau du prieuré d'Heudreville.
Nous avons dit ce qu'on peut attendre d'un liquide naturel
dans lequel se trouvent combinés en d'heureuses proportions : le nitrate de potasse, roi des diurétiques ; le nitrate de
soude, modificateur puissant de la sécrétion urinaire ; le carbonate de chaux, base de la charpente humaine ; le chlorure
de sodium, digestif par excellence ; le carbonate de magnésie,
doux laxatif ; le sulfate de soude, purgatif qui n'amène jamais
la phlogose ; il nous reste à examiner l'action simultanée de
ces divers agents. Nous avons été chimiste ou à peu près
jusqu'à présent. Nous allons parler en clinicien.

Laissant de côté, pour un moment, la science des compositions et des décompositions chimiques, abandonnant l'analyse et la synthèse qui assimilent l'organisme humain à un
appareil de laboratoire, nous ne voulons plus voir que des
malades. Nous sortons de la théorie pour entrer dans la
pratique. Les raisonnements se taisent, l'observation va
parler.

XII

Pour mettre un peu d'ordre dans les observations qui font
voir les bons effets de l'eau minérale nitrée du prieuré
d'Heudreville, nous allons les disposer dans l'ordre suivant :

1° Résultats obtenus dans le traitement de maladies ayant leur siége dans l'appareil urinaire ;

2° Résultats obtenus dans le traitement de maladies ayant leur siége dans le tube digestif ou ses annexes ;

3° Résultats obtenus dans le traitement de maladies ayant leur siége dans les autres appareils organiques ;

4° Résultats généraux prophylactiques.

XIII

Maladies ayant leur siége dans l'appareil urinaire

Depuis le parenchyme rénal jusqu'au méat urinaire, tous les organes qui concourent à l'exercice de la fonction que Robin et Littré appellent « urination » peuvent avoir besoin de l'eau du prieuré d'Heudreville.

Bassinets, calices, uretères, vessie, urètre et prostate malades sont heureusement influencés par la source qui naît au territoire de Mesnil-sur-l'Estrée, pourvu que l'on sache administrer le liquide minéral à propos.

A. — Pendant la période aiguë de la néphrite (inflammation de la partie corticale du rein) et de la pyélite (inflammation de la membrane des urétères et des bassinets), il faut s'abstenir d'eau du prieuré pour ne pas trop faire fonctionner l'organe malade ; dès que les symptômes aigus se sont dissipés, l'eau d'Heudreville est indiquée : ses propriétés chimiques agissent sur la muqueuse comme une sorte de topique interne, son action diurétique la balaye mécaniquement et s'oppose au séjour des particules purulentes qui sont rapidement entraînées par le flot urinaire.

B. — L'inflammation des urétères doit être traitée comme la néphrite et la pyélite.

C. — Les gens atteints de cystite chronique ou de catarrhe vésical se trouvent très bien de l'usage de l'eau du prieuré d'Heudreville, à la dose d'un verre à chaque repas. Voici un exemple remarquable des résultats obtenus par cette médication :

Madame N... artiste peintre, âgée de trente-trois ans, d'une constitution délicate, mariée, sans enfants, souffrait depuis trois ans d'un catarrhe vésical que n'avaient pu faire disparaître ni les balsamiques (goudron, térébenthine), ni les eaux sulfureuses. La maladie locale, que madame N... croyait avoir contractée dans un atelier froid et humide, avait réagi sur l'état général. L'appétit était presque nul, les digestions se faisaient mal. Le besoin d'uriner était fréquent et s'accompagnait de douleurs périnéales assez vives. L'urine était expulsée par petites quantités et laissait déposer au fond du vase une matière visqueuse, blanchâtre, ayant quelque analogie avec le blanc d'œuf. Nous conseillâmes à madame N... de boire à ses rapas un grand verre d'eau du prieuré d'Heudreville. Au bout de quelques jours, les envies d'uriner devinrent plus fréquentes ; nous recommandâmes à notre cliente de les satisfaire promptement ; le dépôt filant, qui formait d'ordinaire le tiers environ des liquides excrétés, diminua graduellement ; il n'était plus appréciable après quarante-cinq jours de traitement et les douleurs périnéales avaient disparu. Il restait de l'anorexie et de la difficulté dans les digestions ; nous fîmes absorber à la convalescente une cinquantaine de grammes d'extrait mou de quinquina et quelques flacons d'élixir alimentaire Ducro (viande crue et alcool), en peu de temps la santé revint tout entière, et la toile remarquable que madame N... a envoyée au dernier salon nous a prouvé que la vitalité de son talent est à la hauteur de sa vitalité organique.

D. — Nous ne sommes plus au temps où l'urétrite passait, sous le nom de gonorrhée, pour une affection qu'il était dangereux de guérir tout de suite. Les médecins ont cessé, Dieu merci, de croire qu'il faut « faire couler » une blennorrhagie avant de songer à la tarir ; mais si nous ne pensons plus, comme Hufeland, Astruc, Kisner, et bien d'autres, que la période sécrétoire de l'urétrite constitue un travail d'épuration propre « à éliminer le virus » ; si, d'ordinaire, nous courons aux injections abortives, au poivre cubèbe ou au baume de copahu, force nous est d'avouer pourtant que nous rencontrons des cas aigus dans lesquels notre devoir est de temporiser.

« C'est alors, dit Fabre [1], que les bains entiers et locaux, les lotions émollientes et sédatives et les cataplasmes de même nature sont mis en usage. Plusieurs praticiens *proscrivent à tort* l'addition d'une petite quantité de nitrate de potasse dans les boissons... Ce sel produit l'effet qu'on cherche à obtenir par l'abondance des tisanes : il rend les urines aqueuses et exerce, par leur intermédiaire, une action émolliente sur la muqueuse phlogosée. »

Dans tous les cas de ce genre, nous employons l'eau minérale nitrée du prieuré d'Heudreville. Cette boisson, absorbée telle qu'elle sort des mains de la nature, agit aussi sûrement que les tisanes les plus alambiquées et elle a sur elles un avantage qui n'est pas dédaigné des malades : elle ne leur inspire pas la répugnance qui s'attache fatalement à tout ce qui vient de l'officine du pharmacien.

E. — Avec les affections déjà énumérées, il convient de mettre la rétention d'urine (*dysurie, strangurie, etc.*) dans la classe des maladies siégeant sur l'appareil urinaire.

---

1. *Dictionn. des dictionnaires de médecine*, t. II.

« Les causes de la rétention, dit Desault [1], sont très nombreuses. On peut les distribuer en trois classes ; ranger dans la première : les corps étrangers qui bouchent les canaux, tels que des pierres, des grumeaux ou caillots de sang, des vers, du pus, du mucus épaissi ; placer dans la seconde classe celles qui affectent les parois, comme leur inflammation, leur engorgement chronique, leur spasme, et mettre dans la troisième celles qui ont leur siège dans les parties adjacentes et qui n'empêchent l'écoulement des urines que par la pression qu'elles exercent. » Nous n'avons pas besoin de dire quelles sont, parmi les causes de la rétention d'urine, celles que l'eau du prieuré d'Heudreville peut combattre avec succès. Son usage est indiqué toutes les fois qu'un obstacle mécanique infranchissable n'existe pas, il est suivi d'une poussée de dedans en dehors capable de désobstruer les urétères les plus encombrés.

En voici un exemple :

M. S..., officier d'administration de la marine en retraite, éprouvait depuis plusieurs années de fréquentes douleurs lombaires atroces, des nausées, des accès de fièvre durant parfois pendant des journées entières. Ces symptômes étaient entretenus par la présence dans l'appareil urinaire de graviers et de petits calculs s'opposant à l'émission de l'urine. Les efforts que le malade était obligé de faire pour vider sa vessie, efforts qu'il renouvelait le moins souvent possible, avaient surexcité le système nerveux du malade au point de le faire penser au suicide. Un ami lui parla de l'eau du prieuré d'Heudreville.

En désespéré qui pousse les choses à l'extrême, M. S... se mit à boire, chaque jour, plusieurs bouteilles de l'eau minérale

---

1. *Œuvres chirurgicales*, 3e édit., t. II.

nitrée. Ses douleurs disparurent complétement après un mois de ce régime. Nous l'engageâmes à cette époque à diminuer la quantité du liquide ingéré. Il ne voulut rien entendre. « Je pisse vingt fois par jour, c'est vrai, nous disait-il avec sa rondeur militaire, mais je pisse sans la moindre douleur : mieux vaut arroser tous les coins en me promenant que de lâcher quatre misérables gouttes dans mon pot de chambre, en grinçant des dents. »

XIV

Maladies ayant leur siége dans le tube digestif

Pour cette partie de notre travail qui a trait aux avantages que l'on peut retirer de l'eau du prieuré d'Heudreville, dans les troubles gastriques et intestinaux, nous cédons la parole aux praticiens qui nous ont précédé.

Le 24 avril 1866 le docteur Yvan écrivait au propriétaire du Prieuré :

« Je suis dyspeptique depuis plus de cinq ans et, grâce à l'usage de l'eau d'Heudreville, j'éprouve un soulagement très sensible. Ce n'est pas, du reste, le seul bienfait que m'ait procuré l'eau de votre propriété : depuis que j'en bois habituellement à mes repas, les fonctions digestives se font avec une facilité qui me surprend et je suis dispensé des efforts que j'étais obligé de faire lorsque je me retirais à l'écart pour accomplir un acte physiologique de la plus haute importance. »

Presque en même temps le docteur Petieau disait :

« L'eau du prieuré d'Heudreville constitue un laxatif excellent. C'est surtout sur les tempéraments lymphatiques, nerveux et hypocondriaques que sont constatés ses effets bienfaisants. Son action légèrement stimulante facilite et régularise les fonctions des voies digestives. Elle rend normale la circulation du sang. Cela explique

l'augmentation de force et l'impression de bien-être que l'on sent
après en avoir fait usage pendant quelque temps... Comme sa
vertu essentielle est de tenir l'estomac toujours dégagé, on peut
en prendre à tous ses repas, sans craindre de fatiguer aucun organe, sans redouter aucun accident inflammatoire. »

D'une notice sur la source minérale du prieuré d'Heudreville faite par le docteur Cabrol, médecin en chef de
l'hôpital militaire de Saint-Martin à Paris, nous extrayons
ce qui suit :

« L'eau du prieuré d'Heudreville, laxative et diurétique, est
propre à combattre la constipation, l'obésité, l'engorgement du
ventre, le gonflement du foie... elle est efficace contre toutes les
maladies atoniques du système lymphatique. Le meilleur mode
d'emploi est d'en prendre trois verres avant le déjeuner; mais,
comme elle est sans saveur, comme elle n'altère pas le vin, elle
peut être également employée en guise de boisson de table. »

Le docteur Fournier, reprenant l'analyse de l'Académie de
médecine et les conclusions de ce corps savant sur les eaux
du prieuré d'Heudreville, s'exprime ainsi :

« Ces eaux conviennent dans les différentes formes de dyspepsie
et autres troubles des fonctions digestives, principalement la constipation et les hémorroïdes... Les névroses qui reconnaissent
pour cause l'une de ces maladies sont heureusement modifiées
par l'usage habituel des eaux du prieuré. »

Dans l'impossibilité de reproduire ici tous les témoignages
flatteurs donnés par les médecins à l'eau d'Heudreville nous
terminons cette série d'extraits, par la lettre d'un professeur
de la Faculté de médecine de Paris. La voici :

« La connaissance des substances qui minéralisent l'Eau du
Prieuré d'Heudreville, qui m'avait été fournie par l'analyse que
j'en avais faite au laboratoire de la Faculté, m'avait inspiré assez
de confiance pour que je n'aie pas hésité à en administrer à
quelques malades ; elle a été rapidement utile dans des cas assez
divers. Les fonctions digestives (et urinaires) en sont surtout modifiées dans certaines dispositions morbides.

« On connaît l'action de chacune des substances qui entrent dans la composition de l'*Eau du Prieuré* et que j'y ai trouvées.

« La proportion dans laquelle elles y existent *constitue sa vertu spéciale* entre les eaux analogues.

« Sur ces données, on peut la conseiller avec confiance, guidé par les effets connus de l'emploi qu'on en fait.

« Signé : S<small>ANSON</small>, docteur,

« Professeur agrégé et contrôleur à la Faculté de Médecine de Paris. »

Est-il besoin d'ajouter quelque chose après de pareilles attestations ? Nous ne le pensons pas.

Tous ceux qui savent, comme Brillat-Savarin, que la digestion est (défécation comprise) de toutes les opérations corporelles celle qui influe le plus sur l'état moral de l'individu, n'oublieront pas le nom de l'eau qui produit, sûrement et agréablement : digestion facile des aliments, expulsion rapide des résidus.

XV

Maladies ayant leur siége dans divers appareils organiques.

A. — La goutte, disait Sydenham, est la sœur de la gravelle ; le rhumatisme, disons-nous à notre tour, est le frère de la goutte, l'eau du prieuré d'Heudreville, qui rend des services aux gravelleux, soulage donc aussi les membres de la même famille : les goutteux et les rhumatisants.

Nous ne prétendons pas déclarer par là que la goutte et le rhumatisme, qui sont si heureusement combattus par les salicylates [1], trouvent dans l'eau minérale nitrée un spécifique semblable aux sels de Kolbe ; nous voulons simplement, aux goutteux et aux rhumatisants que leur idiosyncrasie rend

---

1. Voir notre brochure « l'*Acide salicylique à l'Académie*, » 3e édit. Coccoz, éditeur.

réfractaires à la médication salicylée, à ceux qui la redoutent, aux timorés que la nouveauté effraye, — dire ceci :

A la méthode mise en honneur par le professeur Germain Sée, vous préférez celle qui porte les noms illustres de Gendrin, Forget, Stœber, Macbride, buvez de l'eau du prieuré ; sa base essentielle est formée de la substance minérale que ces maîtres préconisaient pour abaisser le pouls [1], calmer la douleur, diminuer la chaleur, prévenir les complications cardiaques, rendre les convalescences très courtes, et les rechutes moins fréquentes.

B. — L'affection douloureuse des nerfs de la tête connue sous le nom de migraine est combattue avec succès par l'eau du prieuré d'Heudreville.

En voici un exemple remarquable.

M..., professeur, âgé de 40 ans, de constitution lymphatique, demeurant à Paris, vint me consulter au mois de novembre 1877, pour une hémicranie orbitaire droite, fort douloureuse, datant de plusieurs mois. Les accès, revenant presque toutes les semaines, mettent le malade dans l'impossibilité de travailler le jour où ils se montrent. Ils s'accompagnent de bâillements et de diverses illusions de la vue ; ils se terminent par des aigreurs ou même des vomissements suivis d'un sommeil profond de quelques heures. Quand M. M... réclama mes soins il avait déjà fait usage sans succès de l'éther, de la valériane, du sulfate de quinine et des pilules de Méglin. Des applications de taffetas vésicant sur la tempe avaient, me dit-il, éloigné un peu les dates des accès, mais ne les avaient pas fait disparaître ; or M. M... me déclarait qu'il serait obligé d'abandonner sa carrière si je ne le débarrassais pas de sa malheureuse affection.

---

1. Grisolle, *Pathologie interne*, 3ᵉ édit.

J'ordonnai à mon client du fer, du quinquina, de la tisane de houblon et des viandes rôties ; en même temps je lui fis faire des affusions froides tous les matins. Pendant quinze jours il suivit cette prescription et eut trois accès excessivement douloureux. Je conseillai ensuite le bromure de potassium à dose croissante ; l'estomac du malade ne put pas le supporter.

Vers la fin de décembre la migraine incommodant toujours M. M... je lui fis abandonner tout traitement pharmaceutique et lui ordonnai de boire à tous ses repas deux verres au moins d'eau minérale naturelle nitrée. Quinze jours se passèrent sans accès. Le seizième jour il s'en produisit un qui se termina sans vomissement, en quelques heures, le malade s'étant retiré loin du bruit.

Cet accès a été le dernier.

M. M... se trouvant bien de son régime, continue à boire de l'eau du prieuré d'Heudreville avec son vin à tous les repas. Il trouve ce liquide très agréable et il ajoute que, le trouverait-il le plus insipide, il n'y renoncerait pas à cause des résultats inappréciables qui s'attachent à son usage.

C. — Comme l'hémicrânie, plusieurs autres névralgies ont été guéries par l'usage régulier de l'eau minérale du prieuré d'Heudreville.

L'expérience a prouvé que, d'une façon générale, cette eau diminue heureusement toutes les impressionnabilités exagérées du système nerveux, ou, si on aime mieux, qu'elle remédie puissamment à l'inactivité du dynamisme vital.

D. — Aux diabétiques que nous traitons d'après les prescriptions si rationnelles de Bouchardat (abstinence des féculents, régime tonique, vins généreux, exercice, etc.), nous faisons prendre, chaque matin, un verre d'eau du Prieuré ; ils s'en trouvent fort bien.

Nous donnons ainsi des soins, en ce moment, à M. A. C...,
directeur d'une grande fabrique parisienne, pour une polyurie
diabétique remontant à plusieurs années : son état s'est amé-
lioré avec une rapidité telle que, sans le professeur Rayer —
qui soutient qu'on ne guérit jamais définitivement un diabétique — nous croirions avoir bientôt sous la main un
exemple des plus probants de cure bien radicale.

E. — Nous pourrions facilement grossir la liste des maladies au cours desquelles l'eau du prieuré d'Heudreville a
rendu des services, nous ne le ferons pas. Les gens du monde
verraient peut-être, dans une plus longue énumération, une
sorte d'appropriation banale de la même médication à des
cas fort différents, et ils se croiraient en droit, cela est à
craindre, d'appeler systématique une méthode applicable à
tant de maux.

Nous évitons donc cet écueil, mais non sans faire remarquer que la crainte, ici formulée, n'est pas applicable aux médecins, aux savants qui ont étudié les mystères de l'organisme humain et qui ne s'étonnent point d'affirmations
comme celles-ci. On pourrait dire que, jusqu'à un certain
point, c'est l'organisme qui fait la médication. La saignée
éteint les forces d'un individu et relève celles d'un autre ;
l'air de la mer vivifie l'un et jette l'autre dans la prostration.
L'opium procure le sommeil ou l'insomnie. Ce que l'on appelle idiosyncrasie dans l'état physiologique, crée, pour
chaque état pathologique, un terrain spécial qui reçoit à sa
manière et élabore suivant un génie particulier toute action
thérapeutique qui vient à lui être adressée [1].

---

1. Durand-Fardel, Le Bret et Lefort, *Dictionn. général des eaux minérales et
d'hydrologie médicale*, t. II.

XVI

Avant de clore notre travail par un chapitre consacré à
l'examen des résultats généraux prophylactiques de l'eau minérale naturelle du prieuré d'Heudreville, il nous reste à parler
des applications dont cette eau est susceptible dans une période physiologique fort importante de la vie de la femme,
celle du sevrage.

Sans adopter les idées du vulgaire qui attribue au lait les
maladies dont les femmes sont affectées dès qu'elles ont cessé
d'allaiter, les médecins observateurs n'ignorent pas que
des inconvénients sérieux, produits par la dérivation
ou la metastase, s'attachent à la cessation brusque de la
sécrétion lactée. Si, libre d'agir selon les règles, la nourrice
diminue graduellement les tetées de l'enfant ; si elle présente
d'abord une fois de moins par jour le sein dans la première
semaine, et ainsi de suite, les semaines suivantes, jusqu'à ce
que l'enfant ne tette plus qu'une seule fois par vingt-quatre
heures ; si elle attend alors que le sein se remplisse pour le
présenter de nouveau, si elle ne le donne ainsi qu'après un
jour et demi, puis deux jours, puis même trois, cette façon de
procéder tarira la sécrétion lactée sans qu'il soit besoin d'user
de médicaments antilaiteux. Mais dans les cas, trop fré-
quents malheureusement, où la mère est forcée d'interrompre
rapidement la plus noble des fonctions, dans ceux où il ne lui
est pas permis même de la commencer, une nécessité s'im-
pose : celle de faire cesser le fonctionnement inutile d'une
double glande qui enlève au sang ses matériaux les plus précieux. Au moment du sevrage, tel qu'on le pratique le plus
souvent, comme après l'accouchement quand une femme ne

doit pas nourrir son enfant, il faut administrer des anti-laiteux.

Nous avons donné, pour remplir cette indication, le vulgaire chiendent, la queue de cerises, le sureau, le camphre; nous avons essayé la racine de canne de Provence et les feuilles de l'alaterne de Normandie, mais nous en serions à dire avec Guersent [1] que l'antilaiteux est encore à trouver si nous n'avions pas l'eau minérale d'Heudreville.

Aux femmes qui sèvrent leurs enfants, à celles qui ne peuvent pas, à celles aussi (hélas il s'en rencontre)! qui ne veulent pas nourrir, nous faisons boire de deux à trois bouteilles par jour d'eau naturelle nitrée : toutes s'en trouvent parfaitement. Il se produit chez elles une dérivation légère du côté du rectum et de la vessie et le lait s'en va en moins d'une semaine sans que l'état général en souffre.

Une fois pourtant, avouons-le, le résultat s'est fait attendre un peu plus longtemps. Au mois de mars dernier nous donnions des soins à madame R..., jeune nourrice plantureuse de la rue des Martyrs, qu'un long voyage obligeait à sevrer son bébé précipitamment. Elle prenait de l'eau d'Heudreville depuis plusieurs jours et se plaignait pourtant d'une tension des seins fort douloureuse. Nous songeâmes à faire vider la mamelle au moyen d'une ventouse; nous fîmes des applications d'huile camphrée et nous doublâmes la dose de l'eau minérale; notre cliente put se mettre en route le jour fixé.

XVII

Les chapitres qui précèdent ont fait voir que l'art de guérir trouve, dans l'eau du prieuré d'Heudreville, un agent

---

1. *Dict. de Béchet*, t. I.

utile en plus d'une circonstance ; celui qui suit est destiné à montrer que la même eau a droit à l'attention des hygiénistes, ces médecins des gens bien portants, qui préviennent les maladies pour n'avoir pas à les traiter.

Sans entrer ici dans de longs détails de physiologie technique, rappelons la condition générale qui préside à la régularité du mécanisme fonctionnel. On peut la formuler par cette phrase triviale, mais juste, rappelant la vieille histoire toujours neuve de messire Gaster :

« Quand le ventre va, tout va. »

Ce thème prosaïque, sur lequel Brillat-Savarin a brodé tant d'élégantes considérations, résume bien la vie animale dans l'état de santé. Il s'applique encore à la vie intellectuelle.

La digestion, dit l'auteur que nous venons de citer[1], est de toutes les opérations corporelles, celle qui influe le plus sur l'état moral de l'individu. Les principes de la plus simple psychologie nous apprennent que l'âme n'est impressionnée qu'au moyen des organes qui lui sont soumis et qui la mettent en rapport avec les objets extérieurs, d'où il suit que, quand ces organes sont mal conservés, mal restaurés ou irrités, cet état de dégradation exerce une influence nécessaire sur les sensations, qui sont les moyens intermédiaires et occasionnels des opérations intellectuelles. Ainsi, *la manière habituelle dont la digestion se fait*, ET SURTOUT SE TERMINE, nous rend habituellement tristes, gais, taciturnes, parleurs, moroses ou mélancoliques, sans que nous nous en doutions, et surtout sans que nous puissions nous y refuser. On pourrait ranger, sous ce rapport, le genre humain civilisé en trois grandes catégories : les réguliers, les réservés, les relâchés.

---

1. *Physiologie du goût,* médit. XVI.

Buvez de l'eau du prieuré d'Heudreville, ô vous qui, soucieux de votre bien-être physique et moral, ne voulez pas être rangés dans la classe pathologique des resserrés.

XVIII

Au moment de clore cette notice bien incomplète, disons encore une fois que notre travail n'a pas la prétention de constituer une monographie savante.

Nous n'avons fait, nous l'avouons, que tisser le canevas léger sur lequel des mains plus habiles fixeront de solides couleurs ; mais, tout imparfaite qu'elle est, notre œuvre — nous l'espérons — sera favorablement accueillie par deux classes nombreuses de lecteurs : les médecins désireux de posséder un catalogue complet des richesses minérales françaises ; les gens du monde, malades ou bien portants, aimant à connaître tout ce qui peut conserver et faire revenir ce bien précieux qu'on appelle la santé.

ÉTUDE SUR HEUDREVILLE

ET SA SOURCE MINÉRALE

PAR

J. CLOÜET

Pharmacien de première classe,
Professeur de pharmacie et de toxicologie à l'École de médecine
et de pharmacie de Rouen.

ÉTUDE SUR HEUDREVILLE

ET SA SOURCE MINÉRALE

PAR

J. CLOÜET

Pharmacien de première classe
Professeur de pharmacie et de toxicologie à l'École de médecine
et de pharmacie de Rouen.

———

Le prieuré d'Heudreville est situé dans le hameau de ce
nom ; il dépend de la commune de Mesnil-sur-Estrée, limite
extrême du département de l'Eure, laquelle n'est séparée du
département d'Eure-et-Loir, que par une petite rivière,
l'Avre.

S'il a perdu actuellement, de son ancienne splendeur, et
s'il ne montre plus les cent cinquante fenêtres que les anciens
du pays disent encore avoir existé avant la tourmente de 93,
c'est malgré cela une vaste propriété, qui offre aux visiteurs
des ruines fort intéressantes. Les restes d'un cloître, une
salle, qui fut celle du chapitre, une chapelle qui montre encore
une assez vieille sculpture, un saint Martin se dépouillant de
son manteau, et sur laquelle il y a dans le pays une curieuse
légende, témoignent de l'importance de cet ancien domaine
monacal. A la place des bâtiments de la communauté se
trouve aujourd'hui une terrasse, armée de contreforts, qui
domine à perte de vue le beau panorama de la rivière voisine.
De vastes galeries souterraines, utilisées jadis comme che-
mins couverts et comme caves, s'y trouvent encore. On peut
y retrouver dans un état de parfaite conservation, les sépa-
rations taillées dans le roc ainsi que tout le reste de ces tra-

vaux, véritables œuvres d'art si fréquemment observées dans les anciens monastères. Ces ruines complètent ce qui fut jadis un lieu vénéré, le prieuré des moines d'Heudreville.

Nous n'avons pas à étudier au point de vue archéologique, cet antique domaine. Son histoire est intéressante cependant, car des chartes authentiques prouvent son ancienneté et révèlent même un point curieux, la connaissance particulière que l'on avait de la vertu des eaux que l'on y puisait déjà il y a bien longtemps ; de nobles personnages y ont séjourné, et les souvenirs de leur passage sont consignés dans de nombreux manuscrits faciles à consulter.

Ces souvenirs sont à invoquer dans un travail spécial qui peut être consacré à l'histoire du prieuré d'Heudreville ; ce que nous avons pour but de faire connaître, c'est spécialement la partie qui se rattache à l'étude de la source minérale existant dans la propriété.

Le territoire d'Heudreville est assez restreint ; il était jadis presqu'uniquement constitué par le Prieuré et ses dépendances, aujourd'hui quelques terres cultivées jadis par les moines, se sont trouvées distraites de l'enclos; de vieux murs d'enceinte signalent encore aux visiteurs les limites de l'ancien domaine.

Heudreville ne compte que 15 à 16 habitants ; il termine le grand plateau d'Ivry-la-Bataille, et fait partie de la région dite campagne de Saint-André, enfermée entre le pays d'Ouche à l'ouest, le Thimerais et l'Avre au sud, l'Eure au nord et à l'est.

Comme situation géographique, ce hameau se trouve à 1° 17 minutes de latitude ouest de Paris et 48° 4 minutes de longitude. Son altitude d'après la carte de l'état-major serait de 133 mètres d'élévation au-dessus du niveau de la mer, mais M. Antoine Passy, dans son ouvrage intitulé : *Descrip-*

tion géologique du département de l'Eure, publié à Évreux
en 1874, indique, bien que la carte géologique du même
auteur reproduise les mêmes chiffres que la précédente, une
élévation notablement plus grande ; il donne 170 mètres
pour la hauteur du plateau et 119 mètres pour l'élévation de
la rivière l'Avre, au-dessus du niveau de la mer.

Quel que soit, dans tous les cas, le chiffre que l'on adopte,
un fait matériel se dégage de ce dernier renseignement, c'est
que le prieuré d'Heudreville qui est situé à 10 mètres environ,
au-dessous du sommet du plateau, en se servant des chiffres
donnés par M. A. Passy, se trouve alors à une hauteur d'environ 41 mètres au-dessus du niveau de l'eau de la rivière
voisine.

Heudreville est situé à égale distance de Dreux et de
Nonancourt, à 8 kilomètres environ de chaque ville, c'est-à-
dire que deux voies ferrées, la ligne de Paris à Granville et
la ligne de Normandie et Bretagne, peuvent y conduire aisé-
ment ; l'Avre coule à environ 150 mètres du Prieuré, plusieurs usines sont installées sur ce cours d'eau, ainsi que sur
ses principaux bras, la *Pelhuche* et la *Touque*, notamment
celles de MM. Firmin-Didot, de madame veuve Joseph Hat-
terer, pour ne parler que de celles les plus rapprochées du
hameau d'Heudreville. Une ligne de chemin de fer côtoie le
versant nord d'une colline opposée, à moins de 500 mètres
de là. Le jour où l'eau Du Prieuré sera suffisamment connue
et appréciée, l'industrie et la maison du prieuré d'Heudre-
villle, pourront probablement obtenir en cet endroit, la
création d'une station de chemin de fer, qui tout en servant
les intérêts industriels de la région, amènerait dans l'établissement d'eau minérale, et avec la plus grande facilité,
des malades, pour lesquels on disposerait tout ce qu'exige
le confortable trouvé d'ordinaire dans les établissements

hydrothérapiques. Les dépendances de la propriété, les promenades des environs, sont bien propres à pouvoir rendre ce séjour des plus agréables.

Aujourd'hui le principal intérêt qu'offre le prieuré d'Heudreville, c'est la possession d'une source minérale, jusqu'à présent unique en France, une *source nitratée*.

Après avoir indiqué la situation du pays, il est des plus intéressant d'étudier quel est le sol sur lequel repose le hameau, et enfin de rechercher si la source que nous signalons est bien de nature spéciale, ou si, dans le voisinage, on retrouve des eaux semblables et également chargées des mêmes principes minéralisateurs.

Le sol, au sud du département de l'Eure, est constitué géologiquement par de la craie blanche, appartenant à l'étage que l'on désigne sous le nom de craie supérieure, mais comme bien des descriptions de l'étage crétacé ont été données, que plusieurs subdivisions de ce terrain ont été faites, surtout dans de remarquables travaux publiés depuis peu de temps, et que suivant les divers auteurs qui ont étudié cette formation, des noms variables ont été appliqués à une seule et même couche de terrain, d'où résulte une synonymie pouvant amener parfois une certaine confusion, pour ceux qui ne sont pas versés dans les études géologiques, nous croyons devoir, pour mieux fixer les idées et faire bien connaître le niveau précis dans lequel se trouve placé le territoire d'Heudreville, donner ici un tableau comparatif de ce terrain crétacé ; ce moyen pourra permettre de comparer entre elles les différentes désignations données à divers étages de l'époque calcaire.

TABLEAU COMPARATIF DES DIVISIONS DE L'ÉTAGE CRÉTACE

M. Hébert.			M. d'Orbigny.
Craie supérieure.	Craie pisolithique.		
Craie à Belemnites quadrata et à B. mucronata.	Craie blanche.	Craie supérieure.	Étage sénonien.
Craie à Micraster coranguinum.	Craie magnésienne.		
Craie à Micraster cortestudinarium. Craie à Holaster planus.	Craie dure compacte.		
Craie à Inoceramus labiatus.	Craie marneuse.	Craie moyenne.	Étage turonien.
Craie glauconieuse.	Craie chloritée. Craie chloritée sableuse.	Craie inférieure.	Étage cénomanien.
	Marne bleue.		Étage aptien.

Dans ce qui va suivre, nous emploierons la classification adoptée par notre savant maître, M. Hébert, dans son travail intitulé : *Observations sur la craie du bassin de Paris*, et publié dans le Bulletin de la Société géologique de France, en 1872.

L'élément prédominant, à Heudreville, est la craie blanche ou craie à *Belemnites quadrata* et à *Belemnites mucronata*, de Hébert ; c'est l'assise qui s'élève jusqu'au sommet ; à mi-côte, on y retrouve deux bancs de silex à polypiers, puis au-dessous, la terminaison d'une couche de craie magnésienne ou craie à *micraster coranguinum* (Hébert). C'est dans cette dernière assise que se trouve le niveau où émerge la source qui alimente le puits fournissant l'eau minérale.

La craie blanche proprement dite est facile à caractériser : elle est riche en fossiles, et outre ceux qui servent à la désigner, nous y retrouvons, en abondance, dans le bassin de Paris, les :

Ananchytes gibba.
— *ovata.*
Holaster pilula.

Ostrea vesicularis.
Rhynconella limbata.
— *octoplicata.*
Pecten (Janira) quinquecostatus.
Spondylus æqualis, etc.

Ainsi que de rares débris de vertébrés, comme ceux du *Gastornis parisiensis*, par exemple ; mais ce qui la rend surtout remarquable à Heudreville, c'est la présence des bancs de silex à polypiers, car au point de vue scientifique, l'origine de ces silex est fort intéressante. Les silex à polypiers sont le trait d'union qui unit la craie, c'est-à-dire la chaux carbonatée au silex ou acide silicique. Leur étude a fait surgir de nombreuses théories, tendant toutes à expliquer comment ont pu se former dans la craie, ces dépôts hétérogènes de silice. D'après M. Albert Gaudry (thèses de Paris, pour le doctorat ès sciences), dont l'opinion paraît aujourd'hui adoptée, ces bancs seraient dûs à une agglomération de plus en plus intime des particules siliceuses condensées dans les tissus vivants des divers animaux rayonnés, qui forment les nombreux dépôts que l'on nomme polypiers ; à force de se trouver de plus en plus comprimée par les couches de craie en voie de formation, la silice s'est agglomérée isolément, tandis que l'enveloppe calcaire de l'animal s'est réunie à la formation environnante. Telle serait la cause de la régularité de ces bancs que l'on trouve en couches horizontales dans les terrains non disloqués et de formation régulière, dans ceux n'ayant éprouvé aucun soulèvement. La couleur du silex est souvent un bon caractère, permettant de reconnaître l'assise que l'on étudie, car s'ils sont noirs en général, dans la craie supérieure, ils sont bien plus pâles dans la craie inférieure et ils se revêtent de nuances brillantes dans la craie chloritée, où souvent même ils forment des géodes contenant des cristaux transparents ou des mamelons de quartz agate, quartz calcédonieux ou quartz hematoïde.

La craie magnésienne est dure, subcristallisée, compacte, offrant souvent des parties concrétionnées ; c'est la craie à *micraster coranguinum*, de Hébert ; on lui donne encore le nom de craie dolomitique. Un échantillon venant d'Heudreville, et que nous avons examiné, contenait 4,5 0/0 de carbonate de magnésie. Elle est d'un blanc assez pur, et l'on peut, sans la faire s'écailler, y tracer très nettement des caractères ; elle peut prendre souvent un assez beau poli, bien que quelquefois certaines parties soient plus tendres et s'imbibent assez facilement d'eau, au point de devenir gélives.

Cette assise contient peu de fossiles, les principaux sont les :

> *Micraster coranguinum* [1].
> — *cortestudinarium*.
> *Cidaris sceptrifera*.
> — *clavigera*.
> *Holaster suborbicularis*.
> *Spondilus spinosus*.
> *Terebratula carnea*.
> *Micraster breviporus*, etc.

Elle renferme peu de silex épars; ceux-ci sont surtout concentrés à la base de quelques-uns de ses bancs, sans qu'il y en ait dans les parties intermédiaires. Alors que dans la

---

1. Ces deux premières espèces longtemps confondues sous le premier nom, sont aujourd'hui bien distinctes, quelques auteurs, cependant, ne portant encore dans la craie magnisienne que le micraster coranguinum, bien à tort selon nous. (Voir d'ailleurs sur ce sujet, la note publiée par M. Hébert dans le *Bulletin de la Société Géologique de France*.)

craie blanche supérieure on trouve souvent des fissures mul-
tipliées, verticales ou horizontales, dans la craie magnésienne,
on n'en trouve qu'en petite quantité.

Près d'Heudreville existe, tout contre la craie à *Belemnites quadrata* et *mucronata*, le diluvium avec ses bancs
d'argile sableuse et ses silex. Ces derniers diffèrent de ceux
de la craie supérieure par leurs grandes dimensions ; ils ne
paraissent pas avoir été transportés ou roulés. Le diluvium
entoure souvent d'une large ceinture de longues assises de
terrain crétacé.

C'est dans l'étage calcaire comprenant les deux assises que
nous avons décrites, qu'a été creusé le puits du prieuré
d'Heudreville. Ce puits, situé au milieu de la propriété, offre
1^m,50 de diamètre et ne présente de maçonnerie qu'au niveau
du sol, il est directement taillé dans le roc et a une profondeur de 37^m,87.

Sa coupe géologique présente les deux assises de la craie
blanche et de la craie magnésienne ; aussi y retrouve-t-on
les lits alternatifs de silex que nous avons signalés ; à 1^m,50
même de la surface de l'eau, hauteur variant d'ailleurs avec
la quantité d'eau puisée chaque jour, on a remarqué, au fond
de ce puits, une sorte de galerie circulaire, de 0^m,30 de profondeur, régulière, et sans aucune fissure communiquant
avec les couches voisines; cette excavation paraît due à deux
lits de silex qui existent en cet endroit, et dont la craie intermédiaire aura été enlevée par le séjour prolongé et le clapo-
tement d'une nappe d'eau demeurant à la même élévation.

La hauteur de l'eau était, le 26 avril 1878, à quatre heures
de l'après-midi, de 2 mètres environ ; au-dessous d'une couche
liquide, de transparence parfaite, on pouvait voir le fond,
constitué par une roche d'une complète blancheur.

Sur les parois du puits, ainsi que dans le fond, malgré la

plus grande attention, il n'a pas été possible de trouver de brèche, de solution de continuité ou même de fissure notable ; il n'y a aucune infiltration mouillant la pierre au-dessus du niveau de l'eau ; la seule remarque que l'on ait pu faire est de constater la présence d'abondantes végétations rougeâtres, analogues à celles que l'on avait déjà reconnu exister sur les voûtes et les parois des souterrains du prieuré.

L'examen que nous avons fait de cette plante, nous a permis de la reconnaître pour une algue du genre *Bangia*, la *Bangia atro-purpurea* (Agardh, syst. 76 ; Pyram. de Candolle, *Botanicon gallicum*, 2ᵉ édit., p. 985), ainsi que le montrent les caractères suivants que l'examen microscopique a pu faire reconnaître :

« Filaments capillaires flexibles, formés d'une membrane continue, sans interruptions, contenant à l'intérieur des granulations cylindro-elliptiques ou globuleuses, disposées en faisceaux cylindriques déprimés, faisant des stries transversales par agglomération de ces sortes de cavités intérieures ; granulations au nombre de 1-8, tandis que dans les autres espèces, comme dans le *B. crispa*, elles sont au nombre, de 1-4 et de 1-8 dans le *B. fusco-purpurea*.

Les observations suivantes ont été recueillies à la date du 26 avril, lors de la descente au fond du puits :

Pression barométrique : 762 millimètres ;

Température de l'air ambiant, au midi et à l'ombre sur un thermomètre isolé : 12°, 2 ;

Température de l'air extérieur prise au fond du puits, à 1ᵐ,80 du niveau de l'eau : 15°,8 ;

Température de l'eau dans la source : 12°,5.

Nous n'avons pas à revenir sur la question de la composition de l'eau d'Heudreville, son analyse a été faite par un savant des plus autorisés, M. Bouis, professeur à l'école de

Pharmacie de Paris et directeur du laboratoire de l'Académie de Médecine ; mais ce qu'il est important de retenir, c'est la nature et le poids des éléments minéralisateurs de l'eau de la source, car, par comparaison, on pourra juger, en voyant la composition d'eaux voisines, s'il est possible d'admettre qu'une même nappe d'eau alimente les puits du voisinage, ou si la source du Prieuré n'est que le résultat d'infiltrations venues de la rivière l'Avre.

Voici quelle est la composition de la source d'Heudreville, d'après M. Bouis.

COMPOSITION DE L'EAU DU PRIEURÉ D'HEUDREVILLE :

Azotate alcalin	0^{gr}.303
Carbonate de chaux	0 320
Chlorure de sodium	0 139
Carbonate de magnésie	0 096
Sulfate de soude	0 030
Résidu insoluble et perte	0 016
	0^{gr}.904

Ajoutons que son degré hydrotimétrique est de 13°. Les 303 *milligrammes d'azotates alcalins* qu'elle renferme sont le point le plus intéressant de sa composition, puisque, ainsi que nous l'avons déjà dit, aucune eau française n'a offert jusqu'à présent une aussi grande quantité de nitrates.

Il nous faut démontrer que c'est bien une source spéciale, de composition différente de celles que l'on retrouve dans le voisinage.

Tout d'abord, l'on peut constater facilement que jusqu'à présent personne n'a encore signalé cette source. Nous ne voulons pas parler des ouvrages récemment publiés, comme le *Dictionnaire général des eaux minérales*, de M. Durand-Fardel, le *Guide*, du même genre, de M. Constantin James et autres, qui ne pouvaient reproduire des analyses n'ayant pas encore été faites ; mais nous tenons à relater que dans es ouvrages spécialement écrits sur la Normandie ou le département de l'Eure, rien n'a été indiqué sur la source en question, bien qu'il soit démontré que ses propriétés étaient depuis longtemps connues.

Lepec de la Clôture, en effet, dans les *Maladies et constitutions épidémiques de la Normandie*, livre publié à Rouen en 1778, ne signale pas de source minérale à Heudreville, il parle de celles existant à Conches et à Bernay, et la réputation de celles-ci n'est guère appréciée, même sur place. Carrière (*Cat.* 503) indique, dans le département de l'Eure, une source appelée l'Allier, d'après la Guéroulde ou Terrède. M. Ant. Passy, dans sa description géologique du même département, cite dix-sept sources différentes ; mais il ajoute que toutes celles connues sont ferrugineuses, et encore à un faible degré. Ce sont là tous les renseignements que l'on trouve, ou, pour être plus exact, on ne trouve pas autre chose dans ces ouvrages spéciaux.

Un premier point à examiner était la nature de l'eau des puits voisins. Nous avons le même jour (26 avril) prélevé un échantillon d'eau dans le puits de M. Jolibois, instituteur à Mesnil-sur-Estrée. Son habitation est à la même altitude que le Prieuré, est séparée de ce dernier par une distance de 100 mètres environ, et son puits a une profondeur de $39^m,50$.

L'analyse de l'eau a fourni la composition suivante :

Azotates de chaux et de soude.........	$0^{gr}.070$
Chlorure de sodium..................	0 085
Sulfate de chaux....................	0 014
— de soude....................	0 021
Carbonate de chaux.................	0 232
— de magnésie...............	0 058
Fer et matières organiques...........	traces.
Silice.............................	$0^{gr}.012$
Résidu desséché à 100°........	$0^{gr}.492$

Le degré hydrotimétrique est de 18°.

Comme on peut le remarquer, si les éléments minéralisateurs de cette eau sont à peu près les mêmes que dans celle du Prieuré, ils sont en bien moindre quantité ; il y a une différence de près de moitié, et, point surtout essentiel, s'il existe aussi des nitrates, dans l'eau d'Heudreville, on en trouve 303 *milligrammes* par litre, tandis que celle de Mesnil-sur-Estrée n'en fournit que 70 *milligrammes*. Il est donc bien évident que ce n'est pas la même source qui alimente les deux puits ; ce qui est naturel, au contraire, c'est de voir, dans un terrain dont la constitution géologique est bien probablement identique, les mêmes composés chimiques se trouver dissous par l'action de l'eau.

La rivière l'Avre est alimentée, près d'Heudreville, par une certaine quantité de sources, telles sont la fontaine Dubos qui coule près de l'usine des forges ; la petite fontaine de l'Estrée qui sort d'un jardin cultivé par le fermier de MM. Didot, enfin la grande fontaine, que l'on voit dans le voisinage de l'usine.

Ces sources donnent une eau bien différente ; il n'est pas utile d'indiquer la composition de chacune d'elles, quelques renseignements permettront de juger, par comparaison, de leur qualité. Nous puisons ces détails dans les travaux de M. Réné Bonnin, agent voyer en chef du département de l'Eure. On a trouvé :

Degré hydrotimétrique de la fontaine Dubos....... 28°5
— de la petite fontaine........ 22°
— de la grande fontaine....... 23°

D'autre part, la composition de l'eau de la source de la fontaine Poisley, qui alimente également l'Avre était la suivante :

Résidu insoluble dans les acides.......	0gr.014
Alumine et oxide de fer..............	0 012
Chaux........................	0 075
Magnésie......................	0 015
Potasse et soude.................	0 011
Chlore........................	0 002
Acide sulfurique.................	0 006
Matière organique et eau combinée....	0 017
Acide carbonique et perte...........	0 064
	0gr.196

Du mélange de ces diverses sources avec le cours d'eau, résulte une eau qui se trouve assez modifiée comme on va pouvoir en juger par les détails suivants :

DEGRÉS HYDROTIMÉTRIQUES DE L'AVRE :

A Armentières, près sa source..........	11°5
A la papeterie des Forges..............	17°5
A Vert......................	17°
Au pont Motel, avant sa jonction à l'Eure..	17°
Lors de la prise faite, le 26 avril, à cinq heures du soir, dans le bras principal de la rivière, près du petit bras de la Pelhuche, en amont de la fabrique de papier à cigarettes de Mme v^e Joseph Hatterer, de Paris......................	18°

L'eau puisée ce jour-là avait la composition suivante :

Chlorure de sodium.................	0gr.005
Sulfate de chaux...................	0 010
— de fer....................	traces.
Carbonate de chaux	0gr.089
— de magnésie..............	0 026
Alumine.......................	0 011
Matière organique.................	0 029
Silice........................	0 017
	0gr.187

La différence fort grande entre la composition trouvée à cette eau et celle du Prieuré, prouve encore ce fait : que malgré le rapport qui existe entre l'altitude du niveau de la rivière et celui de l'eau prise dans le puits d'Heudreville, puisqu'il y a une hauteur de 41 mètres de différence entre le niveau de la vallée et celui du Prieuré, et que le puits a une profondeur de $37^m,87$, on ne peut en aucune façon admettre que la nappe d'eau retrouvée sous les dépendances de ce Prieuré, est alimentée par des infiltrations provenant de la rivière voisine, surtout lorsque celle-ci se trouve en contre-bas.

Ainsi se trouveraient détruites les objections qui pourraient être faites, dans le cas où l'on viendrait à supposer que l'eau du prieuré d'Heudreville ne vient pas d'une source spéciale. L'eau des puits voisins est bien moins riche en principes salins et surtout en nitrates; l'eau de la rivière la plus proche n'est pas azotée et contient une très notable quantité de matières organiques; ce sont là des différences des plus importantes, et les points que nous voulions faire ressortir dans le travail que nous venons de présenter.

Nous ne doutons pas que ces faits une fois bien connus, la thérapeutique ne tire un grand parti de l'avantage tout spécial des eaux du prieuré d'Heudreville, les seules qui, nous le répétons, aient été jusqu'à ce jour signalées en France, comme eaux nitratées.

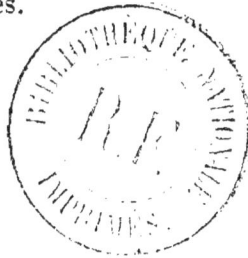

Paris. — Imp. E. Capiomont et V. Renault, rue des Poitevins, 6.

www.ingramcontent.com/pod-product-compliance
Lightning Source LLC
Chambersburg PA
CBHW050543210326
41520CB00012B/2700